Dieta para Artrite Em português/ Arthritis Diet In Portuguese:

Dieta Anti-inflamatória para Alívio da dor da Artrite

Índice

dificuldade ou danos que podem os suceder após assumir as informações aqui descritas.

Adicionalmente, as informações encontradas nas seguintes páginas são apenas para fins informativos e devem então ser consideradas universais. Como é própria de sua natureza, a informação apresentada não tem garantia em relação à sua validade contínua ou qualidade provisória. As marcas registradas mencionadas foram feitas sem consentimento escrito e não podem de modo algum ser consideradas um patrocínio do titular da marca.

Capítulo 1: Introdução

Parabéns por adquirir o livro *Dieta para Artrite* e obrigada por fazê-lo.

Se você buscou esse livro, é possível que você ou um ente querido tenha algum sintoma de artrite e dor articular. Talvez você tenha tido inflamação e foi diagnosticado com uma doença inflamatória. Se este é o caso, nós podemos entender como isso é difícil pra você, e nos solidarizamos. Este livro é uma ótima leitura introdutória sobre os sintomas de dor articular e artrite, e também como a inflamação afeta o corpo. Ele explica essas condições para que você possa se familiarizar com elas e possa facilmente reconhecer sintomas que podem estar lhe afetando. Independentemente se você está experienciando dor, rigidez nas articulações, ou tendo limitação de movimento, a artrite pode afetar cada indivíduo diferentemente. Pode ser difícil tentar descobrir como contornar a dor, pois sua rotina diária normal é interrompida. Quer você seja idoso ou não, a artrite pode exigir uma mudança no estilo de vida, talvez limitando as atividades que você fazia regularmente e atrapalhando um estilo de vida ativo.

Este livro vai falar também das possíveis causas da artrite. Embora existam algumas pesquisas pra provar que a artrite reumatoide pode ser genética e ligada a certos genes, nem todos os tipos de artrite ocorrem dessa forma. Se alguém em sua família, como pais ou irmãos, tem artrite, é mais provável que você também tenha a doença. Mas a artrite por si só pode se manifestar de diferentes maneiras dependendo do estilo de vida que você leva. Pessoas que praticam exercícios físicos extremos em seus trabalhos como atletas profissionais ou acrobatas podem desenvolver artrite ainda jovens devido ao impacto sobre seu corpo. Até mesmo pessoas que fazem trabalhos manuais e estão constantemente repetindo o mesmo movimento ou gesto durante o dia de trabalho podem ter a ocorrência de artrite em suas articulações. Junto com o estilo de vida, seu histórico médico também desenvolve um papel. Se você já ateve lesões ósseas anteriores, mesmo com o tratamento adequado e já curadas, é possível que o osso e a cartilagem não tenham se reparado bem. Na verdade, é impossível que o reparo seja como era antes, e qualquer fratura ou pequenas reentrâncias podem deixar o osso mais vulnerável a futuras fraturas. Pessoas que também já enfrentaram infecções virais e bacterianas, como meningite ou infecções por estafilococos, também são vulneráveis devido aos seus ossos enfraquecidos e mais frágeis. Devido a isso, elas podem se sentir atormentadas por dores nas articulações e artrite de forma precoce em sua vida.

Quando se trata de artrite e inflamação, você provavelmente está se perguntando o que pode fazer para curar essas dores e sofrimentos. Parte disso é uma degradação natural do corpo, mas existem outras opções de tratamento que podem ajudar a aliviar o desconforto. A medicação avançou aos trancos e barrancos. Quer você esteja simplesmente tomando medicamentos de venda livre ou narcóticos mais fortes, é importante que faça um exame médico e converse com seu médico de atenção primária sobre o tratamento individual da dor. Existem também terapias individualizadas que você pode frequentar regularmente. Quer participe de terapia tradicional, hidroterapia ou uma aula de exercícios, é importante que exercícios e uma vida ativa se torne parte da sua vida, para que suas articulações não fiquem ainda mais frágeis por falta de uso.

Este livro aborda as mudanças que é possível fazer em sua dieta para reduzir a dor da artrite e / ou os surtos de inflamação. A pesquisa indica fortemente que ter uma dieta balanceada cheia de variedade de alimentos é mais saudável para pessoas que lutam contra a artrite. Quanto mais variedade você consome, mais naturalmente ingere diferentes vitaminas e minerais que podem estar faltando em seu corpo. Na maioria das vezes, o corpo processa esses nutrientes muito melhor como um alimento, em vez de suprimentos vitamínicos de venda livre! Tomar uma pílula pode parecer mais fácil, mas adicionar uma vitamina ou nutriente às suas refeições pode proporcionar melhores benefícios.

É importante incluir frutas, vegetais, laticínios e grãos à sua dieta. Cada grupo de alimentos fornece uma variedade de vitaminas e fibras que vão tornar seus ossos mais fortes. Quando se trata de ajustar sua dieta, é também necessário cortar doces e alimentos salgados processados. Ao invés disso, tente adicionar petiscos saudáveis em sua dieta como feijões, nozes ou iogurte. Todos eles provam dar mais saciedade e podem ajudar se você está tentando perder peso. O iogurte é também considerado um super alimento porque contém muitos probióticos que auxiliam na digestão! Nós também fornecemos mais que uma dúzia de receitas de deliciosas vitaminas que contém apenas ingredientes saudáveis que combatem a inflamação. Essas guloseimas ão tão deliciosos que você nem vai se lembrar de todos os benefícios à saúde que vem associado com elas. É tão simples como juntar os ingredientes e bater no liquidificador por poucos minutos!

Esperamos que este livro seja útil a você e responda suas dúvidas sobre uma dieta saudável para reduzir os sintomas da artrite e a inflamação. Obrigada por ler!

Capítulo 2: O que é Artrite e Inflamação

Se você sofre com artrite e inflamação nas articulações, provavelmente já está familiarizado com os termos e conceitos-chave por trás deles. Pra outros leitores, esse capítulo fornecerá uma introdução sobre o que são exatamente essas condições.

Inflamação é uma parte necessária do processo de cura do corpo. Você deve se lembrar das aulas de biologia no colégio que as células brancas e as células do sistema imunológico trabalham para combater as bactérias e infecções por nós. A inflamação ocorre naturalmente quando o corpo está combatendo infecções. Mas em algumas doenças, o sistema imune do corpo dispara uma resposta inflamatória mesmo quando não há infecção para combater. Essas doenças são coletivamente chamadas de doenças autoimunes e podem ser muito prejudiciais. Como o corpo por engano se volta contra si mesmo e luta contra o tecido normal e saudável, ele pode danificar muito o sistema de uma pessoa se não for devidamente diagnosticado e tratado.

Artrite é um termo que comumente se refere à inflamação das articulações e tecidos que atuam nas articulações do corpo. A própria artrite se refere a quase 200 doenças no espectro médico. Os tipos de artrite mais comumente conhecidos são a artrite reumatoide (AR), osteoartrite, fibromialgia ou lúpus. Os sintomas mais comuns podem envolver rigidez, inchaço ou dor nas articulações ou ao redor delas, mas certas formas de artrite, como o lúpus, podem afetar órgãos do corpo e causar estragos no organismo como um todo. De acordo com os Centros de Controle e Prevenção de Doenças (CDC), mais de 50 milhões de americanos têm alguma forma de artrite. Embora essa condição seja comumente associada a idosos, ela pode afetar pessoas de todas as idades, até mesmo crianças, dependendo da doença com a qual foram diagnosticados.

A artrite pode ter uma série de sintomas e difere na forma como afeta uma pessoa em suas atividades diárias. Algumas pessoas podem sentir fortes dores nas articulações e sentir que sua rotina está severamente afetada, limitando seus movimentos e atividades. Na sua forma grave a artrite pode tornar ainda mais difícil par você levantar os braços e as pernas. Aqueles que apresentam sintomas limitados podem ser capazes de lutar contra a dor nas juntas dos dedos ou o inchaço que sentem. Pode haver uma diminuição da amplitude de movimento conforme a artrite se desenvolve, junto com sintomas de dor, inchaço e vermelhidão nas articulações.

A artrite Reumatoide é classificada como uma doença autoimune, ou um distúrbio em que o corpo se volta contra si mesmo e ataca seus próprios tecidos. O sistema imunológico do corpo ataca a cápsula articular, que é uma membrana dura que cobre e protege todas as articulações do nosso corpo. O revestimento fica inflamado com o ataque e a pessoa experimenta os sintomas comuns de dor e inchaço nas articulações. O diagnóstico desta doença é complexo porque pode começar inocentemente com apenas uma leve dor ou inchaço nas mãos e nos pulsos. Podemos deixar passar como uma dor normal sem importância. Mas a artrite reumatoide é uma doença progressiva. E se ela progredir sem tratamento, o corpo pode até destruir a cartilagem e o osso dentro da articulação. A inflamação pode se espalhar para outras partes do corpo e causar deficiências graves. Se os primeiros sintomas percebidos parecerem piorar progressivamente o médico fará os exames e testes necessários para determinar se as articulações estão erodidas e até que ponto. Este tipo de artrite parece ocorrer em famílias e as pesquisas descobriram que está ligada a dois marcadores genéticos. Fumar também parece exacerbar essa artrite. Fatores ambientais como obesidade, eventos estressantes e exposição a vírus ou bactérias também podem fazer com que um indivíduo desenvolva artite reumatoide.

A artrite reumatoide Juvenil é um tipo de artrite reumatoide que ataca crianças. De acordo com os dados do Censo de 2015, quase 1 em cada 2.000 crianças tem essa doença. Se um paciente foi diagnosticado antes dos 16 anos, isso é considerado artrite juvenil. Devido à tenra idade, essa doença pode ser ainda mais difícil de identificar em adultos jovens, portanto, os médicos podem olhar seu histórico médico para ver se eles lutaram contra alguma doença ou infecção. Pacientes com câncer juvenil tendem a ter essa artrite devido à fraqueza dos ossos. Quase 10% dos pacientes com artrite juvenil são sistêmicos e afetam todo o corpo com sintomas como febre, claudicação, inchaço e rigidez nas articulações

A Osteoartrite é a forma degenerativa mais comum de artrite, especialmente em idosos. De acordo com os Centros de Controle e Prevenção de Doenças, mais de 30 milhões de americanos são afetados por esta doença. Esse tipo de artrite não tem a inflamação como um papel principal. Nem os tipos de artrite, como fibromialgia, ou dores musculares comuns nas costas e pescoço. Mas a artrite reumatoìde, a gota e o lúpus são doenças da artrite associadas à inflamação nas articulações. Isso significa que a inflamação das articulações não permanece localizada e, em vez disso, pode danificar outras articulações ou o osso subjacente, podendo até afetar os músculos e outros órgãos do corpo.

Enquanto a artrite infantil não é tão comum, a artrite juvenil ainda pode ocorrer, especialmente em crianças que foram expostas a infecções bacterianas e virais. Elas tendem a apresentar os sintomas muito mais cedo devido a essas infecções e podem ter sofrido danos permanentes nas articulações. Infelizmente, não há cura, mas se detectados e tratados precocemente, os sintomas podem ser controlados e contidos por meio de medicação e terapia. Se os sintomas forem notados e não melhorarem, é importante que um médico faça um exame médico completo para avaliar qualquer dano e degradação nas articulações.

A inflamação é um processo natural do corpo que ocorre para combater doenças, infecções ou patógenos que tentam atacar o corpo. O sistema imunológico se prepara par um ataque a qualquer célula invasora e o corpo usa a inflamação parda combater quaisquer substâncias químicas irritantes. A inflamação aguda, ou inflamação apenas temporária, é normal e sinal de que o corpo saudável está reagindo. Por exemplo, se você cortou o dedo, pode sentir uma sensação de inchaço com a área em volta avermelhada. Isso é um sinal de que seu corpo está enviando células rapidamente e em quantidade para curar a ferida. Mas quando a inflamação começa a ocorrer sem nenhuma infecção ou ferida, é um sinal de que o corpo está recebendo sinais confusos. A inflamação crônica que ocorre por um logo período de tempo pode até danificar órgãos internos se não for tratada. Existem várias doenças inflamatórias que podem afetar o coração (miocardite), os rins (nefrite), os olhos(irite) e até mesmo os músculos e vasos sanguíneos (vasculite). Pode ocorrer em várias partes do corpo e ser trágico se detectado tarde demais. A inflamação nos pulmões também é muito grave e pode causar doenças como asma e bronquite. Quando os pulmões ficam inflamados, as vias aéreas se contraem e a respiração se torna difícil. Imagine que você acabou de praticar uma corrida ou malhar e como está ofegante. Com a inflamação dos pulmões, a respiração dos pacientes pode ficar agitada assim, mesmo sem o esforço da corrida ou da malhação.

Os sintomas da artrite inflamatória não ocorrem apenas nas articulações. Os pacientes podem apresentar outros sintomas importantes e é imprescindível que eles sejam diagnosticados o mais rápido possível. Junto com a dor nas articulações, pode haver outras dores no corpo e fadiga constante, enquanto o corpo tente lutar contra a inflamação. Os tratamentos envolvem uma combinação de exercícios e medicamentos para ajudar os pacientes a reduzir a dor que está afetando suas vidas. A gota e o lúpus são duas formas comuns de doença inflamatória. O lúpus pode afetar muitas partes do corpo, como pulso, joelhos e mãos.

A artrite inflamatória pode ser extremamente debilitante porque afeta muitas partes do corpo. Junto com a dor física, uma pessoa pode passar por estresse psicológico ao lidar com os sintomas e a falta de controle do corpo. As pessoas que fazem parte da força de trabalho podem ter que deixar seus empregos devido à dor e permanecerem incapacitadas. É importante que, junto com a medicina e a fisioterapia, os pacientes também tenham acesso a recursos de saúde mental à medida que se adaptam às mudanças em suas vidas. Frequentemente, doenças graves ligadas à inflamação e artrite podem causar depressão, transtornos de humor ou insônia. Um estudo de 2015 publicado no JAMA de Psiquiatria descobriu que o paciente com depressão tinha mais de 30% de inflamação cerebral. A educação sobre a doença e o aconselhamento de um terapeuta licenciado são recursos que o consultório médico pode prescrever a você. Também é benéfico ter um bom sistema de suporte para ajudar a fazer ajustes no estilo de vida e manter os pacientes animados e com sentimento positivo.

O importante a perceber sobre ter e viver com artrite é que todo o seu estilo de vida precisa se adaptar à doença. Como você está ajustando seu estilo de vida para lidar com a dor e rigidez das articulações, deve tomar medidas positivas para manter sua atividade e hábitos alimentares saudáveis para combater os sintomas.

Demonstrou-se que o exercício moderado é útil no controle da dor. Perder peso também pode ser algo que seu médico recomende se você estiver carregando quios extras que estão colocando suas articulações em tensão. Optar por uma dieta saudável composta por muitas frutas e vegetais frescos também é importante. Este livro fornecerá informações sobre quais alimentos podem ajudar a combater os sintomas de artrite e inflamação. Se você conseguiu eliminar lanches salgados ou açucarados da sua diet, podemos fornecer algumas ótimas ideias sobre o que começar a comer, como nozes e granola. Inclusive adicionando alguns ingredientes simples às etapas de preparação dos seus alimentos, como gengibre, alho, açafrão em pó e usar azeite de oliva extravirgem, que podem ajudá-lo a obter as propriedades benéficas que esses alimentos oferecem.

Capítulo 3: As Causas da Artrite

Existem muitos fatores de risco associados à artrite. Alguns tipos de artrite ocorrem em famílias, e você pode ter maior probabilidade de desenvolver artrite se seus pais ou irmãos também a tiverem. Pesquisas sobre artrite reumatoide descobriram que ela está ligada a marcadores genéticos chamados HLA-B27 e HLA-DR4. Um estudo dos antígenos HLA em 105 pacientes caucasianos americanos são relacionados com artrite reumatoide descobriu que o HLA-DR4 foi observado em 71% dos casos que mostraram uma tendência familiar de artrite reumatoide. Também foi encontrado em 63% dos casos não familiares. Isso se correlacionou com outro experimento semelhante conduzido em pacientes escandinavos na Finlândia, que também encontrou altas frequências de DR2, DR3 e DR4 em pacientes com artrite. Esses estudos permitiram à comunidade científica afirmar que a ocorrência familiar de artrite reumatoide pode estar nesses genes. Se um parente apresentou a condição, é muito mais provável que apareça novamente na árvore genealógica.

Outros tipos de artrite parecem ser menos influenciados pela genética e podem ser resultado de outros fatores. A idade avançada é a marca mais comum para pacientes com artrite porque a cartilagem do corpo humano naturalmente se torna mais frágil à medida que envelhecemos. Quanto mais velhos ficamos, mais difícil é para o nosso corpo se reparar. A osteoartrite é conhecida como o "desgaste" comum nas articulações do corpo e ocorre principalmente em indivíduos entre 40-60 anos de idade. Dependendo de outros fatores de risco e escolhas de estilo de vida, pode até se manifestar mais cedo. As mulheres têm maior probabilidade do que os homens de desenvolver osteoartrite, embora a pesquisa não seja clara por que isso acontece. Outras doenças autoimunes, como a gota, tendem a ser mais intensas nos homens.

A obesidade também é um fator de alto risco quando se trata de desenvolver artrite. Aqueles que sofrem de obesidade carregam peso em excesso para as articulações administrarem, e isso adiciona estresse principalmente naquelas que sustentam o peso, como joelhos, coluna e quadris. O peso extra tem um grande impacto nas articulações dessa área e a inflamação que ocorre pode desgastar gradualmente os tecidos das articulações. A pesquisa afirma que para cada quilo extra de peso ganho, seus joelhos ganham três quilos de estresse! Quando se trata dos quadris, a proporção torna-se um quilo de peso para seis vezes a pressão nas articulações do quadril! Os tecidos adiposos também podem produzir proteínas que causam inflamação ao redor das articulações. Pessoas com excesso de gordura corporal podem se ver lutando contra a dor e sensibilidade nas articulações muito mais cedo do que alguém que não é obeso. A cartilagem na junção das articulações começa a quebrar muito mais cedo devido ao excesso de peso que se tornou um fardo para o seu corpo. É por isso que uma das primeiras coisas que um médico prescreve a um paciente com excesso de peso que apresenta sinais de artrite é a perda de peso. Implementar um estilo de vida saudável que promova a perda de peso às vezes pode ajudar as pessoas a reduzir os sintomas de artrite. Eles podem notar uma diferença em seus sintomas e mais alívio do que antes de terem os quilos extras.

Fatores de risco adicionais para artrite incluem ferimentos anteriores ou infecções em algum momento da vida. Quando uma articulação é previamente danificada, ela pode se reparar de maneira desigual, apesar da lesão parecer estar curada.. Isso é especialmente verdadeiro para áreas sensíveis como o pulso e a articulação do joelho. Lesões ósseas anteriores podem impactar a estrutura complexa do osso e da cartilagem, por isso não reage da mesma forma quando confrontado com compressões ou impacto. Você pode ter ouvido histórias de alguém quebrando o pulso e, muitos anos depois, devido a uma queda ou acidente de carro, quebrá-lo novamente no mesmo local. Isso ocorre porque o local do ferimento se tornou mais vulnerável depois que foi curado. Não pode resistir a um segundo ponto de impacto ou compressão. O mesmo é verdadeiro para certas infecções bacterianas ou virais que podem afetara as regiões das articulações e da cartilagem. As pessoas que apresentam uma infecção nas articulações ou uma infecção por estafilococos têm essas áreas das articulações deterioradas e correm um risco maior de desenvolver artrite, mesmo após o tratamento da infecção. Mesmo depois que a lesão cicatrizou, o reparo da cartilagem nunca mais é o mesmo de antes da lesão. Pode haver falhas no processo de cura. Os danos às articulações e os sintomas da artrite podem começar a aparecer mais cedo na vida desses pacientes.

Também é importante compreender como certas escolhas de estio de vida podem aumentar o risco de artrite. Pessoas que tendem a viver um estilo de vida de alta atividade esportiva ou atividade física extrema podem apresentar sintomas de artrite mais cedo, como atletas profissionais, dublês, etc. Não são apenas as pessoas que praticam esportes de contato como futebol ou luta, mas também os esportes que coloquem pressão repetida nas articulações, como ciclismo ou corrida de longa distância. A atividade repetia durante um período de tempo pode danificar as articulações e a cartilagem lentamente e fazer com que o atleta desenvolva artrite, mesmo que ainda não esteja próximo ad idade em que geralmente ela ocorre. Por outro lado, o exercício moderado tende a minimizar os sintomas e pode realmente dar ao músculo mais força e flutuabilidade. Os médicos irão encorajar os pacientes a implementar uma rotina de exercícios leves em seu dia para aliviar a dor e o inchaço nas articulações. É a atividade repetida e de longo prazo a qual as pessoas realizam geralmente durante um turno de oito horas por dia no trabalho que pode causar danos. Isso inclui até mesmo os movimentos menores, como empurrar um carrinho ou digitar em um teclado. É frequentemente por isso que em caso de trabalhos que envolvam trabalho manual ou movimentos repetitivos, os empregadores incentivam os funcionários a parar com frequência para pausas como medida preventiva para tentar minimizar os danos. Esses funcionários são incentivados a caminhar ou interromper seus movimentos repetitivos por pelo menos 15 a 30 minutos a cada poucas horas para dar ao corpo uma pausa e dar às articulações algum alívio do estresse repetido.

Apesar desses fatores de risco e condições ambientais, é importante perceber que a artrite em si é uma doença comum e que os cientistas acreditam que todos os humanos um dia sofrerão com ela. É natural, dado o desgaste dos nossos corpos e o quão frágeis nos tornamos à medida que envelhecemos. Quer haja história familiar ou não, a artrite pode ser uma condição contra a qual todos nós lutaremos no futuro e com a qual vemos nossos entes queridos mais velhos lutando agora. O próximo passo é nos educarmos sobre esse transtorno para que possamos reconhecer os sinais e obter ajuda quando necessário. Quer se trate de medicamentos, fisioterapia ou suplementos adicionais, seu corpo precisará de ajuda para combater essa doença. Incorporar hábitos alimentares saudáveis em sua vida pode aliviar a dor ou, pelo menos, retardar a degradação dos ossos à medida que você acumula mais vitaminas e minerais.

Capítulo 4: Entendendo Inflamação e Artrite

Para atender adequadamente a inflamação e a resultante dor nas articulações, é importante entender como o sistema imunológico do corpo usa a inflamação de maneira normal. Como discutimos brevemente no Capítulo 1, o sistema imunológico do corpo, composto principalmente de glóbulos brancos, trabalha para combater infecções e bactérias. É uma parte do processo de cura do corpo, pois as células trabalham em horas extras para lutar contra uma infecção. É um sistema de defesa estabelecido pelo nosso corpo para se defender e os glóbulos brancos são a primeira linha de ataque. Quando atacados, seja por infecção ou algum tipo de ferida aberta, os glóbulos brancos recebem rapidamente os hormônios do fator de crescimento e enviam nutrientes para a área afetada. Eles atacam e lutam contra a infecção e ingerem outros radicais estrangeiros na área. O inchaço ocorre naturalmente porque o movimento das células sanguíneas e hormônios para a área também traz líquido. É por isso que os nervos na área tornam-se tão sensíveis ao toque.

Quando a inflamação ocorre naturalmente devido ao combate a uma infecção, é porque o corpo libera substâncias químicas na corrente sanguínea ou nos tecidos afetados. Esses produtos químicos aumentam o fluxo sanguíneo para a área e ela pode ficar vermelha ou quente. Ás vezes, os produtos químicos podem vazar fluido em torno dos tecidos e é quando ocorre o inchaço. Os nervos da área ficam super estimulados e a pele torna-se muito sensível ao toque. Você já percebeu isso quando teve uma lesão? Pode parecer que a área está queimando ou coçando, e você não consegue evitar uma sensação de formigamento. Isso porque, na área localizada da lesão, as células estão trabalhando juntas com esforço redobrado para curar você. É a mesma função que ocorre quando temos uma dor de garganta. A inflamação na área deve-se à luta do corpo contra uma infecção. Isso é chamado de inflamação aguda, que é simplesmente o corpo reagindo a um agente estranho ou ferida. Normalmente, depois que a infecção passa, o inchaço vai embora e a área volta ao normal.

Com a artrite inflamatória, a inflamação ocorre sem motivo. Não há infecção ou lesão que precise ser curada – é simplesmente o corpo reagindo a si mesmo e causando sintomas de inflamação. Esses sintomas, como dor, rigidez e inchaço, começam a afetar o indivíduo em suas atividades diárias e no uso das articulações. Eventualmente, o aumento da atividade nas articulações pode desgastar a cartilagem dos ossos e até mesmo fazer com que o revestimento das articulações inche. A inflamação pode até começar a ocorrer em locais como os órgãos principais, como olhos, rins, pulmões ou coração. Os sintomas de inflamação devem ser avaliados imediatamente com um histórico médico completo e a realização de um exame físico. Outros exames, como raios-X e exames de sangue, também devem ser estudados para avaliar o quanto o dano progrediu e se há alguma maneira de revertê-lo. Esse tipo de inflamação crônica e muitos distúrbios autoimunes se enquadram nessa categoria. Asma, alergias, doença inflamatória intestinal, lúpus, doença de Crohn... tudo isso se enquadra na categoria de doenças com inflamação crônica. O corpo por engano envia sinais aos órgãos para se tornarem infamados mesmo que não haja ameaça. Os glóbulos brancos chegam à área e não encontram nenhuma ameaça, então eles começam a atacar as células e tecidos do próprio corpo.

É difícil imaginar o fenômeno científico da dor, mas a sensação de dor é a resposta do corpo para nos alertar sobre uma lesão. No caso da artrite, há uma lesão nas articulações da qual o corpo está se conscientizando e enviando sinais de alerta a respeito. O tecido danificado ao redor das articulações libera neurotransmissores químicos que transportam a mensagem pela medula espinhal e pelo cérebro. O cérebro processa o sinal que recebeu e envia um sinal de volta aos nervos motores para responder. Por exemplo, quando você se corta, a mensagem é enviada instantaneamente ao seu cérebro e você afasta a mão.

É importante observar que as doenças comumente conhecidas como dores musculares e nas costas não estão necessariamente ligadas à artrite e às dores nas articulações. A dor nos tecidos moles é sentida nos tecidos e não nas articulações. Tende a ocorrer quando partes do corpo são usadas repetidamente em excesso ou devido a uma lesão. A dor nas costas pode ser causada por vários fatores, como danos aos nervos, ossos, articulações, músculos ou ligamentos. Se esses sintomas são temporários e podem ser resolvidos facilmente com medicação ou massagem, eles não se enquadrariam na categoria de inflamação crônica que continua a ocorrer por um longo período de tempo.

Capítulo 5: Como Lidar com a Dor da Artrite

A boa notícia é que a ciência tem avançado bastante para combater os tipos de artrite descobertos. Essas doenças costumam ser diagnosticadas corretamente agora, em vez de simplesmente serem passadas como "ossos quebradiços", especialmente em pacientes mais velhos. Os tipos não inflamatórios de artrite geralmente podem ser tratados com analgésicos de venda livre. Frequentemente, uma mudança no estilo de vida, como perda de peso, e uma rotina de atividades físicas podem ajudar a aliviar os sintomas.

Na verdade, os médicos geralmente prescrevem fisioterapia para ajudar os pacientes idosos ou sedentários a se familiarizarem-se com a atividade física. Isso é especialmente importante para aqueles idosos que tem dificuldade em se locomove e precisam de um empurrãozinho para incorporar uma rotina de exercícios em seu estilo de vida. A fisioterapia individual é voltada especificamente para as necessidades do paciente e qual é o melhor tratamento para a sua condição. Quer seja uma dor nas articulações do braço ou nos joelhos, seu terapeuta trabalhará com você para criar uma rotina de exercícios para a área da articulação afetada. Às vezes, um terapeuta também pode usar técnicas de massagem ou usar compressas de gelo ou calor para aliviar a dor.

A hidroterapia ou terapia na água também é uma ótima forma de tratamento especializado que pode proporcionar facilidade para os pacientes. A água suporta o peso de um indivíduo e isso alivia a pressão sobre os músculos e articulações. Fornece resistência aos músculos que, por sua vez, os exercita e os torna mais fortes. Isso é muito útil para pacientes que podem estar acima do peso e apenas começando a se exercitar. Dá a uma pessoa, especialmente a uma pessoa idosa, flutuabilidade e leveza para ajudá-la a se sentir mais ágil do que se sentia há anos! Muitas pessoas pensam erroneamente que os exercícios aquáticos são natação ou mergulho, mas não é esse o caso. Em vez disso, são simplesmente exercícios executados enquanto a pessoa está em pé na água, próximo à altura da cintura ou ombros. A realização regular de exercícios aquáticos pode ajudar a aliviar a dor dos pacientes e melhorar os movimentos das articulações do quadril ou joelho.

A terapia pode ser algo que você paga ou é prescrito pelo seu médico se você precisar de cuidados mais especializados, mas exercícios regulares à moda antiga são algo que qualquer médico recomendará. (Lembre-se de que isso varia de caso para caso porque a artrite de alguém pode ser mais grave ou associada a outras doenças.) O exercício é considerado uma das melhores maneiras de controlar a dor em pacientes com osteoartrite. Sua dor pode até ser reduzida se praticarem exercícios regularmente. Caminhar é uma das melhores maneiras de se exercitar sem sobrecarregar muito as articulações. Como exercício aeróbico, também fortalece o coração e reduz a pressão arterial. Especificamente em pacientes com artrite, ele tonifica os músculos que sustentam as articulações do corpo e, à medida que você envelhece, pode retardar a perda de massa óssea. Estudos descobriram que pessoas com artrite, mas que participavam fielmente de uma rotina de exercícios, eram menos propensas a precisar de cirurgia de substituição de quadril em comparação com pacientes com artrite que não praticavam exercícios. Os pacientes que se exercitaram até relataram ter melhor saúde física geral e mais flexibilidade e amplitude de movimento.

Existem alguns tipos de exercícios recomendados para pacientes com artrite, para ajudar a aliviar a dor e a rigidez de movimentos.

- ☒ Exercícios de flexibilidade: esses exercícios referem-se à amplitude de movimento com a qual um paciente deve ter dificuldade. Por exemplo, a articulação não está se movendo com o movimento completo que costumava fazer antes. Talvez alguém esteja com dor no joelho, pois não consegue esticar a perna como antes. Os exercícios de flexibilidade se concentram no alongamento suave e na expansão da amplitude de movimento dessa articulação. Um terapeuta pode primeiro mostrar a você que tipo de exercícios fazer e alongar a articulação e os músculos ao redor, mas esses exercícios podem ser facilmente realizados no conforto da sua casa, sem ajuda. Realizá-los regularmente pode ajudar a recuperar a flexibilidade nessas articulações. É como diz o velho ditado – a prática leva à perfeição! Você pode não obter de volta a amplitude de movimento completa, mas certamente pode ser melhor do que antes.
- ☒ Exercícios de fortalecimento: Esses exercícios funcionam para fortalecer os músculos. Músculos fortes trabalham para proteger as articulações do corpo. Quanto mais fortes forem os músculos, mais amortecimento eles podem proporcionar às articulações afetadas pela artrite. Os exercícios de fortalecimento podem ser feitos com pesos médios a leves, e aqueles que podem ser colocados nos pés para fortalecer os músculos das pernas. Esses exercícios também devem ser feitos várias vezes por semana para continuar a exercitar os músculos e aumentar a resistência.

☒ Exercícios de resistência: Também são chamados de exercícios aeróbicos porque fortalecem o músculo cardíaco. Esses exercícios incluem caminhadas, ciclismo, natação ou uso de aparelho elíptico ou esteira. Atividades como essa aumentam resistência da pessoa e tornam seus pulmões mais eficientes. Não apenas isso, mas também fornece exercícios físicos para todo o corpo, permitindo que você alongue e exercite muitas articulações, músculos e ligamentos

Quando se trata de decidir com que frequência você deve se exercitar, é importante que cada paciente siga o conselho de seu fisioterapeuta ou médico. Geralmente, exercícios de flexibilidade ou amplitude de movimento devem ser feitos todos os dias para ajudar a articulação a se familiarizar com os novos alongamentos. Outros exercícios devem ser feitos por um mínimo de 20 minutos algumas vezes por semana, mas tudo depende do quão vigoroso é o exercício. Também é importante que os pacientes estejam cientes de sua própria artrite e da fragilidade da sua condição. Dependendo da idade, da gravidade da doença e amplitude do movimento, suas atividades devem se adequar às suas habilidades e ao seu estilo de vida. Por exemplo, uma pessoa idosa com artrite severa deve praticar um esporte de alto impacto, mas deve limitar-se aos exercícios de flexibilidade. Alguém mais jovem ainda pode correr ou nadar algumas vezes por semana para manter as articulações e os músculos fortes e o coração saudável. Pacientes com artrite vão querer mover-se lenta e cuidadosamente em sua rotina para evitar fraturas ou ferimentos. Sempre certifique-se de fazer um aquecimento e um desaquecimento com tempo de alongamento suficiente antes e depois de cada treino para relaxar adequadamente a musculatura!

Existem muitas categorias de medicamentos que também auxiliam no tratamento da dor e inflamação nas articulações. Existem medicamentos anti-inflamatórios não esteroides que reduzem a dor e a inflamação nas articulações. Há medicamento anti-inflamatórios não-esteróides que reduzem a dor e a inflamação. Eles tendem a estar disponíveis no balcão, como Advil, Motrin e Aleve. Eles estão até disponíveis como cremes ou adesivos para serem aplicados na área do problema para facilitar. Isso é ótimo em viagens ou para aplicar se você for ficar sentado um grande período de tempo. Os analgésicos são uma categoria ou medicamento que pode reduzir a dor da artrite, mas não afeta a inflamação. Tylenol ou paracetamol estão disponíveis sem receita, mas narcóticos como Percocet, Oxycontin ou Vincodin só podem ser prescritos por um médico. Antes de um paciente progredir para drogas mais fortes que contêm oxicodona ou hidrocodona, ele ou ela precisaria ter lutado contra a artrite por um longo período de tempo sem encontrar alívio com métodos alternativos. Como essas drogas têm propriedades viciantes, seu uso precisa ser cuidadosamente monitorado por um médico.

Para a artrite associada à inflamação, os medicamentos antirreumáticos modificadores da doença atuam para impedir o sistema imunológico de atacar a si mesmo e às articulações, ou, pelo menos, retardar o ataque. Esses medicamentos são prescritos para pacientes com artrite reumatoide. Os corticosteroides suprimem o sistema imunológico e atuam para reduzir a inflamação ao ver a dor. Pacientes com distúrbios inflamatórios mais graves classificados como distúrbios autoimunes precisam ser monitorados cuidadosamente com exames regulares e consultas médicas.

Como mencionamos no capítulo anterior, a obesidade também é um fator de risco para artrite. Por isso, faz sentido que uma das primeiras coisas que um médico prescreva a um paciente obeso seja a perda de peso. Quanto mais excesso de peso você carrega, mais rápida também pode ser a progressão da artrite. A cartilagem nas articulações começa a se desgastar mais rapidamente como resultado do excesso de peso que carrega. A perda de peso pode reduzir o estresse nas articulações. As pessoas frequentemente notam uma melhora nos sintomas da artrite quando perdem uma quantidade significativa de peso e mantêm um estilo de vida mais saudável, com quilos a menos. Eles começam a se sentir melhor fisicamente e experimentam uma amplitude de movimento mais ampla do que antes. Isso é simplesmente para afirmar que o paciente não deve se ofender se um médico recomendar que perca peso. A pesquisa mostra que isso será benéfico a longo prazo.

Capítulo 6: Hábitos Saudáveis de Alimentação

Para seguir uma rotina de alimentação saudável a fim de combater a artrite, é importante estar ciente do tipo de dieta que você precisa estabelecer. Certifique-se de comer alimentos ricos em nutrientes e evitar lanches açucarados ou gordurosos que podem causar inflamação ou aumento de peso pois isso pode agravar ainda mais sua artrite. A pesquisa sugere que o tipo de dieta que você está ingerindo, juntamente com o fato de você estar se exercitando, pode ser um fator importante na progressão de sua doença e nos sintomas que você tem. Não existe uma cura mágica para essas doenças, mas uma variedade de alimentos e uma dieta balanceada podem beneficiar uma pessoa com sintomas de artrite.

Pesquisas relacionando pacientes e ingredientes lácteos foram inconclusivas, apesar das evidências mostrando ambos os lados. Um estudo de 2015 publicado no Journal of Nutrition descobriu que comer alimentos lácteos aumentou a inflamação em um grupo de adultos selecionados para a amostra. Um estudo semelhante descobriu que pacientes com osteoartrite que comiam mais laticínios eram mais propensos a precisar de cirurgia para substituição do quadril. Por outro lado, vários estudos mostram que comer mais iogurte e beber mais leite pode reduzir o risco de gota, uma doença autoimune que mencionamos anteriormente e que também apresenta artrite. As evidências conflitante podem deixar os pacientes indecisos sobre como incorporar laticínios em sua dieta diária

A maioria das pesquisas mostrou os laticínios em um quadro positivo. Um estudo recente de 2017 descobriu que os laticínios têm efeitos anti-inflamatórios benéficos, exceto em pessoas que são alérgicas ao leite de vaca. Lembre-se de que "laticínios" não se refere apenas ao leite, mas também a sorvete, queijo e iogurte. Existem muitos itens alimentares a serem considerados nesta categoria. A boa notícia é que as pesquisas sobre iogurte tem trazido resultados consistentemente positivos. Os probióticos nele estão associados à diminuição da resistência à insulina e à diminuição da inflamação no corpo. Assim como em qualquer outra dieta, a moderação é fundamental. Comer em excesso laticínios com alto teor de gordura ou adoçados não ajudará em termos de perda de peso, o que também é muito importante para minimizar a inflamação.

Algumas pessoas percebem que evitar certos alimentos pode reduzir seus surtos de artrite. Por exemplo, se um certo tipo de leite está associado a sintomas negativos, você pode tentar uma dieta de eliminação e parar de comê-lo por um tempo. Isso pode mostrar como seu corpo responde, fe é possível que você se sinta melhor sem o leite de vaca.

Outro debate que surgiu é o conceito de alimentos orgânicos. Não há nenhuma evidência forte de que a ingestão de alimentos orgânicos pode minimizar suas chances de contrair doenças autoimunes ou artrite. Mas pode fazer sentido minimizar sua exposição a produtos químicos indesejados escolhendo uma dieta orgânica. Quando você come alimentos de fazendas convencionais que usam hormônios ou produtos químicos, está ingerindo isto também sempre que come ovos, carne ou queijo. Mas. Além disso, falácia lógica, não há evidências de que alimentos convencionais sejam ruins para artrite. É importante que, mesmo que você não esteja comprando produtos orgânicos, ainda esteja consumindo uma dieta rica em frutas e vegetais variados. Todas as frutas e vegetais devem ser bem lavados ou ficar de molho em água e vinagre para remover quaisquer resíduos de pesticidas prejudiciais. Se você tiver condições, tente comprar alguns produtos orgânicos, como aqueles com casca externa macia que podem ser consumidos diretamente, como pêssegos, espinafre ou pimentão. O consenso dos médicos é que uma porção de pelo menos 5 frutas e vegetais por dia é considerada saudável para um paciente com artrite. Se você está preocupado com possíveis pesticidas ou hormônios de crescimento, a compra de alimentos orgânicos ou não transgênicos é uma escolha pessoal sua.

Os antioxidantes presentes em produtos agrícolas tendem a combater a inflamação e também são uma importante fonte de nutrientes. Ter uma variedade de frutas e vegetais dá a oportunidade de ingerir mais vitaminas e nutrientes. Tente incorporar mais vegetais em seus lanches. Por exemplo, se você estiver comendo um sanduíche, em vez de apenas uma fatia de queijo ou algumas fatias de carne com baixo teor de sódio, adicione alguns vegetais para obter uma porção de bons produtos também. Se está planejando comer uma salada, experimente adicionar algumas frutas ou nozes para aumentar as proteínas que está ingerindo e surpreender seu paladar!

Quando se trata de escolhas de carnes e fruto do mar em sua dieta, o peixe é incentivado, pois fornece uma grande fonte de ácidos graxos e ômega-3 anti-inflamatórios. Ela pode ser facilmente substituída por carne vermelha em sua dieta, especialmente se você estiver sob risco de desenvolver doenças ou tiver colesterol alto. Se você não sabe por onde começar na hora de escolher peixes, existem dezenas de variedades à sua escolha! Se sua mercearia local não tiver muitas opções, tente encontrar um mercado de peixes local para encontrar produtos frescos. Evite carnes processadas que tendem a conter conservantes e são ricas em sódio. Tente comprar cortes de carnes mais magros com a gordura removida. Peru e frango também são substitutos mais saudáveis da carne vermelha.

Abra espaço em sua dieta para grãos integrais, como cerejas e massas. Em vez de arroz branco, que tende a ser rico em carboidratos, experimente alternativas como quinoa ou trigo. Você pode até encontrar massas feitas de vegetais ou grão-de-bico para que tenham menos amido e açúcares. Certifique-se de ler os ingredientes ao experimentar novos itens para ter certeza de que está obtendo a proteína de que precisa e de que os itens têm baixo teor de açúcar e carboidratos.

Experimente cortar lanches embalados e processados de sua dieta. O teor de açúcar e sal nestes produtos causa problemas de saúde e não úteis para um estilo de vida de perda de peso. Existem alternativas mais saudáveis que têm seus lanches à base de vegetais e legumes, como lascas de lentilha ou grãos-de-bico torrados. Certifique-se de ler o rótulo com atenção ao encontrar um novo lanche para ter certeza de que é tão saudável quanto pode ser viciante! Se a sua mercearia local não tiver opções saudáveis, talvez seja preciso encontrar uma mercearia orgânica próxima ou navegar na internet para ver quais opções estão disponíveis. Isso também inclui ter cuidado com os alimentos enlatados que você compra. É preciso sempre drenar o líquido das latas e enxaguar os feijões, ou as frutas, ou o que quer que vá comer. Você quer ter certeza de que as frutas foram conservadas em seu próprio suco, não em um xarope açucarado que acumula calorias. Existem toneladas de feijões enlatados e lentilhas por aí que são fáceis de armazenar e fazer para preparar uma receita vegetariana rápida Certifique-se de que o nível de sódio seja 5% ou menos por porção.

É importante notar que não há pesquisas que comprovem que seguir uma dieta vegana ou vegetariana pode ser a cura para a inflamação. Na verdade, os estudos sobre isso foram mistos. Alguns descobriram que as pessoas que seguiam estritamente uma dieta vegetariana não tiveram nenhum alívio da dor ou rigidez nas articulações em comparação com o grupo de controle que seguiu uma dieta tradicional com carne. Outros estudos descobriram que os pacientes que seguiram uma dieta vegana por meses seguidos tenderam a ter melhora nas articulações inchadas e menos rigidez pela manhã em comparação com o grupo de controle. Com esses resultados mistos os médicos não irão recomendar que você siga um estilo de vida vegano ou vegetariano. É importante notar, porém, que um estilo de vida sem carne pode levar a níveis mais baixos de colesterol e pressão arterial e diminuir suas chances de se tornar obeso. Mas também há desvantagens nessas escolhas de dieta. Os vegetarianos, e especialmente os veganos, tendem a ter níveis mais baixos de vitaminas no sangue, bem como baixos níveis de cálcio e ácidos graxos. Essas substâncias são cruciais para a saúde óssea. Os vegetarianos também tendem a ter níveis mais baixos de HDL, que é o "colesterol bom".

Se você está pensando em fazer uma grande mudança em seu plano de dieta para ajudar com sua inflamação ou artrite, é importante primeiro falar com seu médico sobre os riscos e as razões. Existem outras maneiras de reduzir a ingestão de carna, como adicionar uma "segunda-feira sem carne" à sua programação semanal ou incorporar legumes ou salada com mais frequência. Se acaso decidir cortar totalmente a carne de sua dieta, seu médico pode precisar fazer um exame de sangue para ver se há algum suplemento vitamínico que você deva tomar por via oral.

Alimentos que Combatem a Artrite

Embora não haja cura direta para a artrite e seja realmente um estilo de vida equilibrado de exercícios. Dieta e medicamentos, acredita-se que alguns alimentos combatam a artrite. Adicionar esses itens à sua dieta regular pode aliviar os sintomas de inflamação. Aqui está uma lista inicial do que você deve experimentar e incorporar em suas refeições!

- ☒ Peixe: o peixe é uma fonte rica em proteínas e contém ácidos graxos ômega-3 que combatem a inflamação. Os médicos recomendam pelo menos de 90 a 120 gramas de peixe consumido duas vezes na semana. Atum, cavala, arenque, salmão... qualquer que seja seu prato preferido, experimente comê-lo no jantar uma ou duas vezes por semana para obter os nutrientes de que necessita
- ☒ Tofu: Se você é vegetariano e não tem peixe ou carne como fonte de proteína, a soja na forma de tofu e o edamame são ótimas alternativas que também podem fornecer ácidos graxos ômega-3. Esses substitutos são ricos em proteínas, mas pobres em gordura, o que os torna ótimos substitutos.
- ☒ Azeite extravirgem: Este óleo foi considerado um luxo no passado porque tem propriedades medicinais semelhantes às dos anti-inflamatórios. Ao lutar contra a artrite, é importante até mesmo estar ciente do tipo de óleo de cozinha que estamos usando. Incluindo azeite, óleo de noz, óleo de cártamo e óleo de abacate também tem propriedades que podem reduzir o colesterol e um alto teor de ácidos graxos ômega-3
- ☒ Frutas vermelhas: As antocianinas foram pesquisadas e demonstraram ter um efeito anti-inflamatório que pode reduzir a frequência dos ataques de gota em pacientes

com essa doença autoimune. Junto com esses benefícios à saúde, as antocianinas tendem a dar às frutas sua rica cor roxa ou vermelha, como as cerejas, morangos, mirtilos e amoras. Toda a família das frutas vermelhas!

- Laticínios: Apesar do que mencionamos anteriormente sobre os estudos realizados sobre laticínios e sintomas de artrite, leite, queijo e iogurte, são todos ricos em vitamina D e cálcio, que são essenciais para o corpo. Ambos são necessários para aumentar a resistência óssea, por isso é importante que sejam consumidos moderadamente. Se você é intolerante à lactose ou tem sensibilidade aos produtos lácteos, você terá que procurar substitutos que funcionem para você. Vegetais folhosos e lentilhas são um ótimo substituto par quem pode ser alérgico a laticínios

- Alho: Estudos descobriram que pessoas que comeram mais alimentos da família allium, como cebola, alho-poró e alho, mostraram menos sinais de osteoartrite. O alho cru apresenta muitos benefícios à saúde, como a redução dos níveis de açúcar no sangue e a regulação da pressão arterial. Você deve tentar consumi-lo em sua forma crua ou semicozido o máximo que puder, porque ele perde muito dessas propriedades depois de cozido. Descobriu-se que o alho até bloqueia a presença de enzimas que danificam a cartilagem do corpo - o que é uma ótima notícia para pacientes com artrite. Então, pique um pouco de alho cru e adicione-o como guarnição em sua sopa ou salada para obter os benefícios que ele pode oferecer!

- Brócolis: Brócolis é rico em vitaminas C e K e contém um composto chamado sulforano, que os pesquisadores acreditam que pode retardar o progresso da osteoartrite.

Também é rico em cálcio, o que é benéfico para a construção de ossos fortes

☒ Chá verde: Há anos ouvimos falar dos benefícios dessa bebida e dos antioxidantes que ela fornece ao corpo. Os pesquisadores estudaram o antioxidante epigalocatequina-3-galato (EGCG), que interrompe a produção de móleculas que causam danos às articulações em pacientes com artrite reumatoide. Se você é um bebedor ávido por café, experimente ao invés disso uma xícara de chá verde!

☒ Cítricos: Toranjas, laranjas, mexericas... você escolhe! A família dos cítricos é rica em vitaminas e atua na prevenção da artrite e na manutenção da saúde das articulações do corpo. Outra ótima dica é usar suco de limão ou lima fresco nas receitas, em vez do concentrado.

☒ Nozes: Nozes são uma daquelas guloseimas raras com alto teor de gorduras boas, por isso são consideradas "saudáveis para o coração", com moderação, é claro. Elas também contêm muitas vitaminas benéficas, como cálcio, zinco, vitamina E, proteínas e fibras. Elas são úteis se você está tentando perder peso, porque um punhado delas pode dar bastante saciedade e permite que você reduza as porções que está consumindo. Existem inúmeras opções para você encontrar exatamente qual é a noz perfeita para você. Pistaches, amêndoas, nozes, pinhões, macadâmias... está tudo aí! No entanto, certifique-se de consumir essas nozes na sua forma crua. Se está mais propenso para a versão com cobertura de chocolate ou salgada, você está cancelando os benefícios para a saúde.

☒ Grãos integrais: Embora a maioria das dietas recomente que você fique longe dos carboidratos, os grãos integrais são únicos porque fornecem o efeito benéfico de reduzir os níveis de proteína C reativa no sangue. A proteína C reativa tende a ser encontrada com sinais de inflamação no corpo e está associada a um risco aumentado de diabetes, artrite reumatoide e até mesmo doenças cardíacas. Incluir alimentos como arroz, cereais integrais e aveia com baixo teor de gordura em sua dieta é uma ótima maneira de manter baixos níveis dessa proteína em sua corrente sanguínea. A pesquisa mostrou que as pessoas que ingeriram menos porções de grãos integrais em sua dieta tendiam a ter marcadores de inflamação mais elevados. A fibra encontrada nos grãos inteiros também ajuda na perda de peso.

⊠ Feijões: O feijão é uma fonte excelente e barata de vitaminas e minerais saudáveis, como zinco, potássio, ferro e proteínas. Feijões e legumes são bem conhecidos pelos benefícios que proporcionam ao sistema imunológico. Você não precisa criar uma receita sofisticada se não souber incorporá-los a uma refeição – basta ter feijão enlatado à mão e adicionar um punhado à sua salada ou tigela de arroz. Feijão vermelho e mesmo feijão comum são especialmente bons para manter o coração saudável.

Alimentos que Combatem a Inflamação

Como afirmado acima, não há cura direta para a artrite e trata-se apenas de administrar um estilo de vida saudável que inclua dieta, exercícios e medicamentos, se necessário. Os pesquisadores descobriram que uma diet semelhante à dieta mediterrânea é realmente muito útil para combater a inflamação. Essa dieta é composta por muitos vegetais, peixes e usando azeite de oliva em vez de um tipo diferente de óleo de cozinha. Existem alguns alimentos que provaram ser benéficos e podem combater os sintomas da artrite. Adicioná-los à sua diet regular pode aliviar os sintomas. Aqui está uma lista inicial do que você deve experimentar, comprar e incorporar em suas refeições!

- ☒ Peixe: Como afirmado acima, o peixe é uma ótima alternativa à carne vermelha, especialmente em pacientes que também estão lutando contra o colesterol altoou em risco de doença cardíaca. O peixe contém grandes quantidades de ácidos graxos e ômega-3 que atuam para reduzir a quantidade de interleucina-6 e proteína C reativa (RCP) no corpo. Essas duas proteínas estão envolvidas na criação de inflamação no corpo. A pesquisa incentiva os pacientes com inflamação a ingerir pelo menos de 90 a 120 gramas de peixe duas vezes por semana. Seja atum, sardinha, salmão, arenque ou cavala... escolha um tipo de sua preferência e inclua-o no seu cardápio semanal. Grelhados, defumados, fritos... as opções são infinitas!
- ☒ Frutas coloridas: As antocianinas são antioxidantes encontrados naturalmente em frutas coloridas, como framboesas, amoras, cerejas e morangos, Também é encontrado em grandes quantidades em vegetais folhosos, como brócolis, couve e espinafre. Eles atuam para combater a inflamação naturalmente no corpo. Certifique-se de incorporar pelo menos de 2 a 3 porções de frutas e vegetais em seu dia. É tudo uma questão de ter uma variedade dessas frutas para que você possa naturalmente ingerir tantos antioxidantes quanto possível. A melancia é especialmente benéfica porque contém colina, um inibidor que bloqueia os sinais de inflamação na rede de leucócitos do sangue.
- ☒ Nozes ou sementes: As nozes são ótimos petiscos, cheios de gordura monossaturada, ou a "gordura boa", que

combate a inflamação no corpo. Além disso, elas são um ótimo complemento para sua dieta, especialmente se você está tentando reduzir a quantidade de alimentos que ingere ao longo do dia. Isso pode funcionar para deixá-lo saciado, combater a inflama~ção e pode até mesmo ajudá-lo a perder alguns quilos! Existem inúmeras opções saudáveis de nozes, então navegue pelo corredor de lanches e veja quais são as suas favoritas. Há nozes, pistache, amêndoas ou uma combinação saudável de todos os itens acima! Certifique-se de que está escolhendo nozes naturais sem quaisquer aditivos, açúcar ou sal, o que prejudicaria o propósito de um lanche tão saudável. Experimente comer um punhado de nozes por dia para combater a inflamação e aumentar seus níveis de colesterol "bom".

☒ Feijões: O feijão é outra substância que possui naturalmente compostos inflamatórios e contém antioxidantes. E também são muito vantajosos em termos de custos!Você pode comprá-los já preparados nas latas ou comprar um pacote grande para guardar na despensa. Eles são embalados com muitos nutrientes como ácido fólico, proteínas, ferro, potássio e zinco também. Existem muitas variedades por aí, então você pode escolher qual preferir. Feijão preto, feijão vermelho, feijão amarelo... esperamos que você tenha um favorito que possa incorporar em sua dieta pelo menos duas vezes por semana.

☒ Azeite de oliva: Há um motivo pelo qual o azeite de oliva às vezes é chamado de "néctar dos deuses". Ele contém gorduras monossaturadas saudáveis para o coração e toneladas de antioxidantes naturais que atuam para reduzir a inflamação no corpo. Apenas algumas colheres de chá usadas na culinária podem ser o suficiente para você obter os benefícios desse óleo milagroso. O azeite extravirgem é menos processado e contém ainda mais nutrientes do que o normal. Pode ser caro, então você pode reservá-lo para usar como molho de saladas ou em sopas. Certifique-se de que, ao ingerir o azeite, ele esteja em temperatura baixa ou ambiente. O alto calor destrói a estrutura dos polifenóis do óleo ou dos compostos naturais que provocam os benefícios à saúde que descrevemos. Evite usá-lo para fritar ou assar, use o em molhos para salada ou adicione um pouco ao macarrão antes das refeições

☒ Fibra: A fibra é outra excelente fonte que atua na redução da inflamação no corpo. Ele reduz a quantidade de proteínas C reativas (CPR) na corrente sanguínea (essas são uma das muitas proteínas que causam inflamação). A pesquisa descobriu que ingerir fibras através dos alimentos funciona melhor para reduzir os níveis de CPR do que simplesmente tomar suplementos sem prescrição. Por isso, é importante que os pacientes tenham uma dieta rica em fibras. Quer venha de vegetais (como batata, aipo ou cenoura), frutas(bananas, maçãs e laranjas) ou de grãos integrais (como aveia ou cereais ricos em fibras), assegure-se de ter uma dieta rica em fibras. Você também pode perguntar ao seu médico sobre a adição de um suplemento de fibras à sua dieta, caso sinta que não está comendo o suficiente

☒ Cebola: alho-poró, cebola, alho e cebolinha... todos esses membros da família allium estão ligados À redução da inflamação no corpo. A cebola contém quercetina, um composto que inibe as histaminas que causam inflamação, como quando você tem um ataque de alergia e seus pulmões ficam inflamados. Eles são ricos em antioxidantes benéficos e têm muitos benefícios para a saúde. Não apenas reduzem a inflamação, mas também reduzem o risco de doenças cardíacas e diminuem os níveis de LDL, que é o colesterol "ruim" do corpo. Experimente e incorpore cebolas em suas refeições, seja cortando-as em cubos e adicionando-as aos vegetais, grelhando-as com a carne ou incluindo-as em seus pratos de massa ou sanduíches. Se não gostar de cebola crua, pode sempre refogá-la com um pouco de tempero- mas seja econômico no sal e no azeite!

⊠ Beba moderadamente: Acredita-se que o resveratrol, um composto encontrado no vinho tinto tenha efeitos anti-inflamatórios. Então, claro, talvez uma taça de vinho tinto de vez e quando possa ter efeitos medicinais. Mas é importante lembrar que as pessoas com artrite reumatóide devem limitar a ingestão de álcool, especialmente com medicamentos de alta dosagem. Se você bebe, converse com seu médico sobre o quanto você está bebendo e se está tudo bem em relação à medicação que está tomando.

⊠ Evite alimentos processados: Todos nós sabemos que batatas fritas e outros lanches no corredor de besteiras são deliciosos, mas a verdade é que esses lanches não estão ajudando você a obter algum alívio da inflamação. Na verdade, o sal adicional nas batatas fritas e outros lanches pode causar inflamação na corrente sanguínea enquanto seu corpo luta para processar o aumento do sódio. Na verdade, um estudo da Universidade de Yale em 2013 mostrou um risco aumentado de ter artrite reumatóide se eles fossem mais propensos a uma dieta salgada. Este estudo ainda não foi confirmado com mais pesquisas, mas qualquer médico pode confirmar que o sal extra não é bom par o corpo. Um aumento na ingestão dos alimentos processados pode levar ao ganho de peso, o que pode aumentar seus sintomas à medida que seu corpo se ajusta aos quilos a mais que você carrega. Ganhar alguns quilos pode não parecer drástico para você, mas as articulações do corpo têm que compensar o novo peso. Evite esses alimentos processados e experimente comer lanches saudáveis, como nozes e granola de grãos inteiros.

Alimentos que Estimulam o Sistema Imunológico

Se você está procurando itens que estimulam seu sistema imunológico, aqui estão alguns alimentos que os pesquisadores descobriram que trazem benefícios para a saúde! Isso sempre ajuda a fortalecer o sistema imunológico e a dar a você uma chance melhor de combater infecções. Embora existam muitos suplementos de venda livre, aqui estão alguns itens que podem ser adicionados à dieta para obter os mesmos benefícios.

- Frutas cítricas: Extensas pesquisas mostraram que esta família de frutas é rica em vitaminas C. Isso é especialmente necessário para o sistema imunológico porque acredita-se que a vitamina C aumenta a produção de glóbulos brancos. Glóbulos brancos? Bem, esses são os primeiros "soldados" na linha de defesa so seu sistema imunológico para protegê-lo contra infecções. As frutas cítricas populares incluem toranjas, laranjas, tangerinas e mexericas. Além disso, não se esqueça de usar lima natural e orgânica e suco de limão sempre que puder e na sua culinária, em vez dos concentrados.
- Pimentão: Aqui está um fato engraçado - um grama de pimentão contém duas vezes mais vitamina C do que um grama de fruta da família dos cítricos! Algo na cor que dá a esta pimenta sua qualidade vermelha também fornece

uma quantidade impressionante de vitamina C. Eles também são ricos em beta caroteno, que mantém sua pele e olhos saudáveis. Com uma bela seleção de cores disponíveis, eles são ótimos para adicionar à sua salada. Eles acrescentam cor à sua comida e proporcionam excelentes benefícios para a saúde!

- Iogurte: O iogurte é uma fonte natural de probióticos ou bactérias "boas" que vivem em seu intestino e ajudam a digerir os alimentos. Não só isso, mas também funciona par aumentar a imunidade. Assegure-se de que está evitando iogurtes muito adocicados, porque eles tendem a cancelar os benefícios positivos para a saúde. Tente encontrar iogurte com menos aditivos e cuidado com os que contêm frutas. Você sempre pode adicionar sua própria fruta ou granola para ter certeza de que está recebendo todos os benefícios para a saúde!

- Gengibre: Descobriu-se que o gengibre reduz a inflamação e é perfeito para reduzir a dor de garganta ou o inchaço das glândulas se você estiver lutando contra um resfriado. Imagine tomar uma xícara de chá de gengibre quente quando estiver em casa com febre! Também foi descoberto que reduz a náusea e o colesterol. Se você não conseguir come um pedaço de gengibre cru, pique-o ou passe no ralador para que possa, pelo menos, polvilhar um pouco sobre o macarrão ou saladas. Pesquisadores da Universidade de Wisconsin descobriram algumas outras especiarias que também t~em propriedades anti-inflamatórias – orégano, cravo, noz-moscada e alecrim. Se você já é um grande amante de especiarias, tente incorporar mais destas em suas receitas. Sé um novato simplesmente tentando obter benefícios para a saúde, experimente estes novos sabores em suas refeições. Você pode encontrar algo delicioso e também saudável!

☒ Frango ou Peru: Junto com todos os outros benefícios para a saúde da carne branca em relação à carne vermelha, o frango e o peru também contém grandes quantidades de vitaminas B-6. Apenas 85 gramas de carne branca contêm quase metade da quantidade diária recomendada! Esta vitamina é uma parte muito importante nas reações químicas que ocorrem no sistema imunológico para formar novos glóbulos vermelhos e mantê-los saudáveis. O caldo de galinha ou sopa feita de ossos de frango também contém nutrientes que ajudam na imunidade. Há uma razão pela qual dizem que a canja de galinha é o melhor remédio!

☒ Mariscos: O zinco é um mineral importante de que o nosso corpo precisa para instruir nossas células imunológicas sobre como funcionar e quais infecções combater. Também é muito importante na cura de feridas abertas! Marisco é uma categoria de frutos do mar que inclui lagosta, amêijoa, mexilhão e caranguejo. Lembre-se de que você deseja comer frutos do mar em doses moderadas. Muito zinco na corrente sanguínea pode inibir a função do sistema imunológico. Os homens devem consumir cerca de 11 miligramas por dia e as mulheres 8 miligramas.

☒ Chá: Um estudo de Harvard descobriu que os participantes que beberam pelo menos 5 xícaras de chá - preto por dia tinham quase 10 vezes mais interferons (proteínas que sinalizam entre si para combater o vírus) em sua corrente sanguínea do que os participantes que tomaram uma bebida placebo. L-teanina é um aminoácido que está presente no chá -preto e verde. Se você já é um bebedor ávido de chá, tente se limitar a esse dois tipos. Certifique-se de retirar todos os nutrientes que puder do saquinho de chá antes de jogá-lo for a!

- Alho: O alho contém naturalmente o ingrediente alicina, que atua no combate a infecções e bactérias no sis tema imunológico do corpo. Um estudo na Grã-Bretanha descobriu que de 146 pessoas que receberam alho ou placebo por um período de 12 semanas, aquelas que receberam alho tinham dois terços menos probabilidade de pegar um resfriado. Experimente e incorpore um ou dois dentes de alho às suas refeições, mesmo que você esteja picando e adicionando por cima como guarnição.

- Ovos: Já sabemos que os ovos são uma importante fonte de proteína, mas também são necessários para um sistema imunológico saudável. Os ovos são ricos em vitamina D, importante para os ossos. A deficiência de vitamina D pode aumentar suas chances de infecções respiratórias superiores durante o inverno, e até mesmo doenças imunológicas como diabetes. As células imunológicas têm até receptores celulares que estão constantemente em busca de vitamina D na corrente sanguínea! Embora você também possa obter vitamina D por meio da exposição ao sol, é importante comer muitos alimentos ricos nessa vitamina, como peixes, carne bovina e ovos, para incluí-la em sua dieta, mesmo no inverno. Experimente e mude para um leite fortificado com vitamina D também!

- Peixe: Já dissemos isso várias vezes, mas é a verdade – o peixe contém toneladas de ácidos graxos ômega-3 que atuam para fortalecer o sistema imunológico e, potencialmente, aliviar os sintomas de artrite e inflamação. Pesquisas descobriram que esses ácidos graxos podem fortalecer os pulmões contra um resfriado, reduzir a inflamação e até mesmo proteger você da gripe.

Seja qual for o tipo de peixe que você preferir (e há toneladas por aí para escolher!). Assegure-se de comer peixes como uma refeição pelo menos duas vezes por semana. Para pacientes com colesterol alto e doenças cardíacas, também é uma ótima alternativa à carne vermelha.

Vegetais para Incluir em Sua Dieta

Se você está se concentrando mais em quais vegetais comprar, aqui estão algumas ótimas sugestões que estão repletas de vitaminas e minerais benéficos. Eles podem até ajudá-lo a fortalecer seu sistema imunológico se você já estiver enfrentando uma doença ou simplesmente tentando não pegar um resfriado nesse inverno!

- Brócolis: Ouvimos isso desde a infância porque é verdade – o brócolis é bom para seu sistema imunológico. Possui vitaminas A, C, C, fibras e antioxidantes naturais que atuam para fortalecer o sistema imunológico. Ele contém grandes quantidades de sulforano, um antioxidante que reduz os níveis de NF-kB na corrente sanguínea. O NF-kB é responsável por surtos de inflamação no corpo. A chave pra obter o máximo de benefícios para a saúde com o brócolis é cozinhá-lo o mínimo possível. Se você pode comê-lo cru – melhor ainda! Caso contrário, refogue levemente com uma quantidade mínima de óleo e temperos. Outros vegetais crucíferos associados a benefícios anti-inflamatórios incluem couve de Bruxelas, repolho e couve-flor.
- Batata-doce: Em vez das batatas normais com casca marrom, a batata-doce contém , na verdade, mais beta caroteno, que seu corpo metaboliza em vitamina A, que ajuda o sistema imunológico. Alimentos ricos em beta caroteno são facilmente identificados por seu pigmento laranja brilhante – batata-doce, cenoura, abóbora e melão. Todos são ótimas fontes para ajudar seu corpo a aumentar a ingestão de vitamina A. Uma ótima maneira de saborear sua batata-doce é carregá-la com outros

alimentos saudáveis, com um bocado de creme de leite, uma pitada de açafrão, ervas e suco de limão ou lima.

☒ Espinafre: Outro vegetal que nos assombra desde a mesa de jantar da infância, o espinafre contém muita vitamina C e outros antioxidantes que ajudam o sistema imunológico a combater infecções. Assim como o brócolis, quanto mais cru você puder consumir, mais benefícios para a saúde terá. Se puder adicioná-lo cru na salada, essa é a melhor opção. Mas também pode ser levemente refogado e servir como acompanhamento de vegetais.

☒ Cogumelos: Os benefícios dos cogumelos se tornaram mais conhecidos nas últimas décadas e é uma honra merecida que eles estão merecendo no bufê de saladas. Numerosos estudos mostram que os cogumelos aumentam a produção de glóbulos brancos, o que é muito útil se você estiver doente ou lutando contra uma infecção. Descobriu-se que os cogumelos Reishi, maitake, shiitke e Portobello ajudam a reforçar a imunidade. Os cogumelos são pobres em calorias, mas ricos em vitaminas, lecitinas e fenóis- todos os quais trabalham juntos para lutar contra a inflamação no corpo. Quer seja na pizza, salteado como acompanhamento ou adicionado ao macarrão, assegure-se de incluir cogumelos em sua dieta quando puder para obter os benefícios que eles oferecem

☒ Couve: Há uma razão pela qual esse vegetal está em toda parte hoje em dia! A couve é uma ótima fonte de vitamina A, que atua no fortalecimento do sistema imunológico no combate às infecções. Seja em uma salada ou em uma vitamina , ou apenas adicionada como um ingrediente de última hora em seu macarrão, tente incorporar algumas porções de couve em sua dieta ao longo da semana para obter a ingestão de vitamina A recomendada. Assim como o espinafre que mencionamos acima, os vegetais de folhas verdes como a couve são uma grande fonte de agentes anti-inflamatórios. Portanto, se você preferir espinafre, couve, acelga ou rúcula, inclua-os em sua dieta!

☒ Tomates: Tomates contém grandes quantidades de licopeno. O licopeno ajuda a reduzir a quantidade de proteínas inflamatórias na corrente sanguínea. Um estudo de 2014 descobriu que mulheres que bebiam suco de tomate regularmente diminuíram seus surtos de inflamação. Mais útil do que tomar suplementos de licopeno, ingerir tomates crus e produtos derivados do tomate é mais útil para reduzir a inflamação. É impor tante observar que o licopeno é um nutriente solúvel em gordura, o que significa que é melhor absorvido pelo corpo quando combinado com alguma gordura ao mesmo tempo. Portanto, os tomates são ótimos para acompanhar um macarrão com queijo ou para adicionar como cobertura na pizza!

☒ Beterraba: A rica cor vermelha da beterraba deve-se às altas quantidades de fitonutrientes que o vegetal contém. A beterraba tem grandes quantidades de minerais e vitaminas e contém o aminoácido betaína. A betaína ajuda a função hepática, desintoxica a células de quaisquer toxinas do meio ambiente e ajuda as células a manter a saúde e o funcionamento normal do sistema imunológico. Elas até mesmo ajudam a proteger o corpo contra doenças cardíacas e câncer e são consideradas um "alimento para o cérebro", pois é um alimento que ajuda a aumentar o fluxo sanguíneo para o cérebro. Experimente acrescentar beterrabas em suas saladas e inclua-as em sua prateleira de vegetais.

☒ Soja: Tofu, edamame, e leite de soja são ótimas maneiras de absorver os benefícios saudáveis dos produtos de soja. As isoflavonas que estão presentes nos produtos de soja podem estar associadas à redução da inflamação nos pacientes, e especificamente nas mulheres. A soja também ajuda a manter os ossos e o coração saudáveis. Experimente e use leite de soja ao fazer as vitaminas para que possa aproveitar os benefícios juntamente com todas as outras frutas e vegetais que está comendo

Guia de Compras

Então que dicas podemos dar para planejar uma dieta melhor que possa reduzir os sintomas de artrite e inflamação em sua vida? É importante saber quais alimentos você deve estocar na despensa e quais tipos de alimentos deve evitar. Aqui estão algumas dicas para você começar quando estiver passeando pelos corredores do supermercado

☒ Frutas Frescas e Vegetais: Vimos com os muitos exemplos listados acima que o consumo de uma grande variedade de frutas e vegetais em sua dieta permite que você ingira a maioria das vitaminas e minerais. Encontre e experimente produtos frescos. Se não pode comprar produtos orgânicos, tudo bem, mas tente comprar algumas coisas orgânicas, como vegetais de folhas verdes como couve e espinafre, ou frutas de polpa macia onde a casca será comida, como pêssegos e ameixas. Frutas de cores diferentes, como frutas e vegetais vermelhos (maçãs, pimentões vermelhos, morangos), bem como frutas e vegetais de casca mais escura (amoras, berinjelas, mirtilos), então assegure-se de ter uma variedade de itens coloridos no carrinho de compras!

- Frango e Peru: Esses itens de aves são ótimas alternativas para a carne vermelha, especialmente para pacientes que á podem estar lutando contra o colesterol alto ou doenças cardíacas. Tente encontrar cortes frescos e evite alimentos congelados, processados ou pré-preparados que possam conter conservantes ou grandes quantidades de sódio.

- Peixe: Os benefícios dos ácidos graxos ômega-3 foram elogiados várias vezes neste capítulo, portanto, recomendamos que você compre alguns peixes nesta viagem ao supermercado! Seja atum, cavala, salmão ou tilápia, explore suas opções e receitas para incorporar peixes em suas refeições pelo menos duas vezes na semana.

- Azeite de Oliva: Os benefícios do azeite são como o ibuprofeno, mas naturalmente! Auxilia a diminuir a inflamação e a reduzir a dor. Certifique-se de usar azeite de oliva para cozinhar ou como tempero em saladas e massas. Procure e experimente marcas que vêm com um selo de aprovação como o Selo de Azeite de Oliva da América do Norte. Se você puder gastar com azeite de oliva extravirgem, que é menos refinado, melhor ainda! Mas o azeite comum deve se tornar um alimento básico em sua despensa.

- Grãos de Trigo Integrais e Cereais: Tente encontrar grãos que sejam de trigo integral sem qualquer aditivo ou sódio. Procure também por cereais que contenham ferro ou fibra, de modo que você esteja atingindo seu limite de ingestão diária sem precisar tomar suplementos.

- Iogurte e Laticínios: Apesar de alguns estudos que mostram os laticínios como sintomas agravantes da artrite, iogurtes, leite e queijos oferecem muitos benefícios à saúde.

- Gengibre e Alho: Como já foi afirmado, o gengibre e o alho são duas substâncias que possuem ingredientes naturais que reduzem a inflamação do corpo. Experimente e incorpore esses dois alimentos em sua dieta, seja alho picado em uma salada ou gengibre picado em sopas ou salada de repolho.

- Sucos: Como mencionado acima, muitos sucos de vegetais foram associados à diminuição da inflamação, como suco de tomate e suco de beterraba. É importante que esses sucos contenham menos açúcares e aditivos. Eles devem usar os ingredientes mais orgânicos possíveis. Preparando em casa ou comprando prontos, certifique-se de manter a fruta ou vegetal no estado mais puro possível.

- Chás: Descobriu-se que o chá-verde de ervas tem propriedades antioxidantes e anti-inflamatórias. Um estudo da Washington State University constatou que uma molécula do chá -verde atua como alvo de uma proteína pró-inflamatória encontrada em grandes quantidades em pacientes com artrite reumatóide. É importante notar que o chá -verde contém vestígios de vitamina K que pode neutralizar os anticoagulantes. Se você estiver tomando anticoagulantes, é importante conversar com seu médico antes de incorporar o chá-verde em sua dieta.

- Evite Alimentos Processados: Desculpe, mas as comidas do tipo besteira tem que ficar na loja! Se você está tentando manter um estilo de vida saudável e promover a perda de peso, evite lanches processados que são carregados com açúcar ou xarope de milho. Procure alternativas que se enquadrem em "lanches saudáveis", como lascas de lentilha ou pipoca sem sal.

Capítulo 7: Bebidas e Vitaminas que Reduzem a Inflamação

Conforme foi discutido no capítulo anterior, muitos alimentos, especialmente frutas e vegetais, podem combater os sintomas de inflamação e artrite. É tudo uma questão de ajustar sua dieta para uma mais saudável, repleta de gorduras boas e uma variedade de vitaminas e minerais. Você também deve ter certeza de que está evitando gorduras trans, álcool e açúcares que podem causar surtos de inflamação. Você deseja aumentar a ingestão de alimentos que estejam de acordo com sua digestão e sejam úteis no combate à inflamação.

Vitaminas são uma ótima maneira de ingerir muitas vitaminas e minerais em apenas uma xícara. Eles são fáceis de fazer e de levar para qualquer lugar! Reunir os ingredientes certos é simples, desde que você os tenha estocado na geladeira e na despensa. É aí que o prático guia de compras do capítulo anterior se torna útil. Para tornar as coisas ainda mais fáceis para você em meio a uma agenda lotada, pode até distribuir os ingredientes e mantê-los em sacos próprios para armazenar no congelador, de forma que seja tão fácil quanto despejar e bater sua vitamina.

Você pode embalar suas bebidas com muitos dos ingredientes mencionados, que podem combater os sinais de inflamação. Aqui estão algumas adições que vão bem em vitaminas para ajudar ainda mais você e sua saúde.

- ⊠ Cúrcuma: Testa especiaria asiática se tornou muito popular no Ocidente nos últimos anos devido aos seus enormes benefícios à saúde. É conhecido por reduzir a inflamação crônica no corpo, bloqueando os produtos químicos que desencadeiam a inflamação. Basta uma colher de chá dessa especiaria para obter os benefícios, e ela adiciona uma cor amarela brilhante às suas bebidas! Isso se deve a um pigmento chamado curcumina, encontrado no açafrão.

- ☒ Gengibre: É outra substância que reduz a inflamação. Pode não parecer tão saboroso em uma vitamina matinal, mas apenas adicionar alguns pedaços pequenos de gengibre pode ter um efeito benéfico. Experimente misturá-lo a outros ingredientes fortes, como frutas que contém açúcares naturais ou leite de soja que pode disfarçar o seu sabor. Talvez você tenha que fazer alguns experimentos para encontrar o equilíbrio certo de sabor, mas não deixe esse ingrediente de fora!

- ☒ Frutas Vermelhas: São perfeitas para uma vitamina e atuam naturalmente no combate a inflamações no corpo. Repletas de antioxidantes naturais e toneladas de vitaminas e minerais, há muitas para escolher entre seus sabores favoritos! Mirtilos, morangos, framboesas... até cerejas e sementes de romã são um ótimo complemento para qualquer vitamina. E elas são naturalmente doces, então você não precisa acrescentar nenhum tipo de açúcar!

- ☒ Sementes de Chia : Estas pequenas sementes se tornaram a estrela em muitos pratos recentemente. Apesar de seu tamanho, elas são ricas em ácidos graxos ômega-3que atuam no combate à inflamação no corpo. Ao aumentar a quantidade de ácidos graxos que comemos, podemos ver a redução da inflamação. Certifique-se de incluir um punhado delas em sua vitamina. A maioria não tem gosto, então você nem vai saber que estão lá!

- Verduras: Espinafre, couve, acelga... sim, uma vitamina verde é sinônimo de uma vitamina saudável porque é verdade! Elas são ricas em antioxidantes e enzimas que entram na corrente sanguínea e quebram as moléculas que causam inflamação. Quanto mais cruas suas verduras são consumidas, mais eficazes elas são. Certifique-se de incluir uma xícara de verduras em sua vitamina pois essa é a melhor maneira de fazer sua ingestão diária. Couve é considerada um superalimento porque é rica em vitaminas e minerais, incluindo riboflavina, ferro, magnésio e vitaminas A, K, B6 e C. Experimente quais quantidades e combinações funcionam melhor para você, misturando com outras frutas e vegetais.

- Maçãs: Embora às vezes as maçãs sejam procuradas por serem frutas mais doces, uma pesquisa mostrou que as maçãs vermelhas têm antioxidantes na casca que atuam como anti-inflamatório natural. Estudos descobriram que pessoas que comem de três a cinco maçãs por semana têm um risco menor de s

- desenvolver asma, que é uma doença inflamatória. Você pode usar maçãs verdes se preferir a acidez, mas não se esqueça de algumas fatias de maçã na sua vitamina para obter todos os nutrientes!

- Abacaxi: Esta deliciosa fruta tropical é rica em vitamina C e uma enzima chamada bromelina. Esta enzima digere outras proteínas, como as que estão causando problemas no corpo, criando inflamação! Pode reduzir o inchaço, a dor e os hematomas e aliviar a artrite e a tendinite. Dê preferência para a fruta fresca, é um ótimo complemento em suas vitaminas – pelos benefícios para a saúde e pelo sabor! Caso contrário, você sempre pode encontrar em lata, mas certifique-se de ler o rótulo e escolher aquele com a menor quantidade de açúcar artificial.

☒ Nozes: Quando fizer sua vitamina, acrescente um punhado de nozes. As amêndoas são ricas em ácidos graxos insaturados que atuam para manter as articulações lubrificadas. As nozes também contêm ácidos graxos semelhantes que liberam ácidos para proteger o corpo da perda óssea. As nozes inibem a produção de neurotransmissores que causam dor e inflamação. Dê preferência às nozes cruas e não salgadas ou açucaradas.

☒ Kiwi: Uma fruta à qual não se dá muita atenção, pesquisas recentes mostraram que os kiwi são repletos de antioxidantes e proteínas anti-inflamatórias. Eles são ricos em fibras, vitamina E, potássio, vitamina K e tantos outros! Eles são uma fruta azeda e picante, então se você não gosta de comê-los crus, é ótimo incluí-los em suas vitaminas com outros ingredientes para equilibrar ou esconder o sabor.

Aqui estão algumas ótimas receitas para você começar a fazer vitaminas! A grande vantagem das vitaminas é que elas são muito versáteis e fáceis de trocar de ingredientes. Se você prefere não usar mirtilos, experimente uma fruta vermelha diferente, como amoras. Se não gosta de pistache, experimente nozes. Essas receitas são para fazer 1 porção, então se estiver recebendo convidados, fique à vontade para aumentar!

Vitamina de Iogurte Grego: Esta vitamina é cheia de proteínas, por isso é perfeita como uma guloseima pós-treino quando o corpo está em busca de proteínas para reconstruir os músculos. Também dá bastante saciedade por isso pode até substituir o jantar se você estiver tentando perder peso e manter um estilo de vida mais saudável. Conforme mencionado, sinta-se à vontade para usar as frutas de sua preferência. Além disso, se você tiver outra folha verde que goste mais, pode trocar o espinafre por couve, por exemplo.

¼ de xícara de iogurte Grego, puro, sem aditivos

1 xícara de leite de amêndoa, de castanha de caju ou soja

¼ de xícara de espinafre bebê

¼ de xícara de mirtilos

2 colheres de sopa de manteiga de amendoim

¼ de colher de chá de canela

alguns cubos de gelo

Vitamina Vermelha de Morango: Esta vitamina é rica em ingredientes doces e azedos que vêm com muitas vitaminas e minerais. A bela cor vermelha já faz com que ela pareça deliciosa!

- 1/5 xícara de beterraba vermelha, descascada e picada
- um pequeno pedaço de 1 cm de gengibre descascado
- ¾ de xícara de cranberry
- ¾ de xícara de morangos
- uma pitada de canela
- 1 colher de sopa de mel orgânico
- alguns cubos de gelo, se preferir!

Vitamina de Verão Tropical : Esta vitamina é de um amarelo lindo e é tão gostosa que você nem vai lembrar como é boa para a saúde! Com deliciosas frutas tropicais, é a melhor guloseima, principalmente em um dia quente de verão.

- 1 xícara de manga fresca ou congelada
- 1 ½ xícara de água gelada
- alguns cubos de gelo
- 1 colher de chá de açafrão

- ☒ um pedaço pequeno de 1 cm de gengibre descascado
- ☒ 1 xícara de abacaxi fresco ou congelado
- ☒ ½ colher de chá de óleo de coco

Vitamina de Batata-doce: Tanto o espinafre quanto a batata-doce são vegetais saudáveis que podem reduzir a inflamação. Eles também são uma ótima fonte de magnésio. A deficiência de magnésio pode causar cãibras musculares

- ☒ ½ xícara de batata-doce cozida
- ☒ ½ xícara de leite de amêndoa
- ☒ ½ colher de chá de extrato de baunilha
- ☒ um punhado de espinafre bebê
- ☒ 1 colher de chá de mel
- ☒ uma pitada de canela
- ☒ um pedaço pequeno de 1 cm de gengibre descascado
- ☒ meia banana

Vitamina de Abacaxi com Açafrão: Combinada com açafrão e gengibre, esta vitamina é uma ferramenta poderosa para combater a inflamação – e é deliciosa! Tente usar as frutas mais frescas que puder, mas se não conseguir, sinta-se à vontade para experimentar substitutos.

- ☒ Um pedaço pequeno de 1 cm de gengibre descascado
- ☒ 1 colher de chá de açafrão
- ☒ ½ xícara de abacaxi
- ☒ ½ xícara de manga
- ☒ ½ xícara de leite de coco
- ☒ ½ colher de chá de extrato de baunilha
- ☒ uma pitada de cardamomo em pó (ou canela, se você não tiver!)

Vitamina ítrica de Abacate: O abacate é um super alimento e contém grandes quantidades de ácido fólico, vitamina C, vitamina E e mais de uma dúzia de outros nutrientes! Com algumas frutas cítricas adicionadas também, esta vitamina é enriquecida com toneladas de vitamina C.

- 1 abacate picado em pedaços
- suco de 1 laranja pequena
- suco de 1 limão pequeno
- ½ colher de chá de extrato de baunilha
- 1 xícara de leite da sua preferência
- 1 banana
- alguns cubos de gelo

Vitamina de Cenoura com Gengibre: Enriquecido com toneladas de ingredientes para combater inflamação, junto com muita vitamina C, esta vitamina está cheia de antioxidantes e irá suprir algumas de suas porções de frutas e vegetais do dia.

- ½ xícara de água gelada
- um pedaço pequeno de raiz de gengibre
- suco de 1 limão pequeno
- 1 colher de chá de açafrão
- ½ xícara de cenouras, sem pele e picadas
- ½ xícara de abacaxi fresco ou congelado
- ½ xícara de leite de sua preferência
- 1 banana grande madura

Vitamina de Kiwi e Gengibre: Esta vitamina brilha no poder de cura dos kiwis, que se acredita terem proteínas anti-iflamatórias. É uma fruta picante, então fique à vontade para adicionar um punhado de frutas vermelhas ou uma colher de chá de mel se você sentir que precisa adoçar o sabor. Adicionar nozes e aumentar a quantidade de gordura e proteínas saudáveis também!

- ☒ 2 kiwis sem casca e picados
- ☒ 1 banana madura
- ☒ um pedaço pequeno de raiz de gengibre
- ☒ 4 colheres de sopa de castanhas de caju
- ☒ ½ xícara de água
- ☒ alguns cubos de gelo
- ☒ 1 colher de chá de sementes de chia

Vitamina de Morango e Amêndoa: Uma simples vitamina, composta por frutas vermelhas e amêndoas, esta é uma ótima maneira de obter sua ingestão diária de frutas e algumas gorduras "boas" com um punhado de nozes! O leite de amêndoas é um ótimo leite por ser rico em nutrientes e dá mais sabor do que o leite comum.

- ☒ ½ xícara de morangos
- ☒ 1 xícara de leite de amêndoas, não adoçado
- ☒ ½ xícara de suco de laranja, natural
- ☒ ½ xícara de iogurte, sem aditivos

Vitamina de Coco e Gengibre: Como compartilhamos no capítulo anterior, o gengibre é conhecido por suas propriedades anti-inflamatórias medicinais. Pode combater náuseas, problemas digestivos e, acredita-se, até mesmo interromper o crescimento de células cancerosas! Esta é uma simples e ótima vitamina par a obter uma porção saudável de gengibre.

- ☒ 1 banana madura
- ☒ ½ xícara de leite de coco

- ☒ uma pitada de canela
- ☒ uma pitada de noz-moscada
- ☒ 5-10 pequenos pedaços de raiz de gengibre, com cerca de 2 cm cada, quantas depende do quão forte é o sabor que você deseja

Vitamina de Pepino e Abacaxi: Abacaxis são ricos em bromelina, que foi estudada e inibe a inflamação e a dor. Com um toque de canela para regular o açúcar no sangue, esta é uma ótima guloseima cheia de sabor.

- ☒ ½ xícaras de pedaços de abacaxi
- ☒ 2 pepinos pequenos, picados e sem casca
- ☒ ½ colher de chá de canela em pó
- ☒ ½ colher de chá de açafrão em pó

Suco Verde com Mirtilos: Esta vitamina tem apenas três ingredientes, mas cada um tem propriedades exclusivas para combater a inflamação. O mirtilo contém mais antioxidantes em comparação com outras frutas e vegetais, e o espinafre é rico em ácido fólico!

- ☒ 1 xícara de mirtilos, frescos ou congelados
- ☒ ½ xícara de maças Fuji, sem casca e picadas
- ☒ 1 xícara de folhas frescas de espinafre
- ☒ .5 xícaras de água gelada
- ☒ alguns cubos de gelo

Vitamina de Melancia: Esta vitamina é perfeita como uma guloseima de verão. Embora a melancia seja composta principalmente de água, ela contém um poderoso antioxidante chamado licopeno. O licopeno protege a pele e os órgãos internos e reduz a inflamação no corpo, neutralizando os íons de radicais livres. Outros nutrientes funcionam para bloquear a enzima que causa dor e inflamação no corpo. Certifique-se de escolher a melancia mais madura que puder encontrar para obter o máximo de nutrientes que puder!

- ☒ 3 xícaras de melancia, sem casca e sementes, cortada em pedaços
- ☒ 7-8 pequenas folhas de manjericão, frescas (use menos se forem grandes)
- ☒ suco de meio limão

Conclusão

Obrigada por ler até o fim da Dieta para Artrite! Esperamos que, ao ler este livro, algumas de suas perguntas sobre artrite e inflamação tenham sido respondidas. Essas são aflições graves com as quais milhares de pessoas convivem diariamente, especialmente os idosos. Ajustar a vida a esta doença e ao inchaço ou dor constante pode ser devastador. Tentar manter um estilo de vida ativo, se você já tinha um antes, pode se tornar um desafio. Esteja você simplesmente procurando mais informações sobre essas condições ou se perguntando sobre as causas, esperamos que este livro tenha sido informativo ao fornecer respostas. É importante observar que, apesar de muitas causas potenciais de artrite, como histórico familiar, escolhas do estilo de vida e obesidade, a maioria dos pesquisadores acredita que a artrite é uma doença à qual o corpo humano acabará sucumbindo, não importa quão saudável ou ativo você seja. É simplesmente assim que o corpo humano é configurado. Com o tempo, a cartilagem e as articulações começam a sofrer degeneração devido ao peso e às atividades do corpo.

Antes de fazer qualquer mudança em seus exercícios ou dieta, deve falar com seu médico de atenção primária a respeito da dor da artrite. Eles podem ter outras sugestões em mente ou alertá-lo sobre quaisquer conflitos relacionados à medicação que você está tomando. Mudar para uma dieta vegana ou vegetariana também é uma grande mudança e um médico deve ser consultado.

Se você está procurando fazer escolhas mais saudáveis em sua dieta e refeições para aliviar os sintomas d artrite e estimular seu sistema imunológico, esperamos ter fornecido algumas ótimas dicas para começar. Fornecemos uma grande lista de alimentos que você pode incorporar mais em seu cardápio semanal. Alimentos como peixe, feijão, frutas cítricas e vegetais de folhas verdes devem ser consumidos algumas vezes por semana. Frutas e vegetais, especialmente, são muito importantes, e se você pode comprá-los orgânicos, é ainda melhor. Vegetais folhosos como espinafre e couve contém uma variedade de antioxidantes que bloqueiam as proteínas que sinalizam a inflamação. Até mesmo adicionar um pouco de alho picado ou gengibre às suas refeições também pode ser útil. E não se esqueça do azeite! Este óleo é conhecido por ter propriedades semelhantes às de um medicamento e deve ser usado por pacientes com artrite na preparação de suas refeições.

Ao falar sobre uma dieta mais saudável para artrite, também é necessário cortar os lanches processados, salgados e açucarados. É especialmente importante se você está tentando perder peso para aliviar os sintomas da artrite. O excesso de peso pressiona as articulações do corpo e esse estresse acelera o processo de quebra da cartilagem. Vitaminas são uma ótima maneira de ingerir muitos ingredientes saudáveis em uma bebida, para que você obtenha o máximo de nutrientes possível na forma crua. Com os ingredientes certos, elas também pode m dar bastante saciedade e ajudar a manter uma meta de peso se você lutando contra a balança. Incluímos quase uma dúzia de receitas de vitaminas para que você possa escolher a guloseima perfeita par o seu paladar!

Esperamos que este livro tenha lhe dado algumas ideias sobre como ter uma dieta mais saudável na esperança de reduzir a dor e a inflamação!

Lightning Source UK Ltd.
Milton Keynes UK
UKHW020640010421
381372UK00011B/904